AF329332

54
Tc 58.

DES

INHUMATIONS PRÉCIPITÉES.

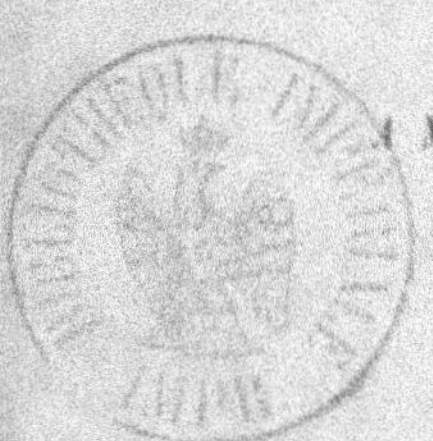

A M. le rédacteur en chef du journal l'ORLÉANAIS.

Orléans, 1ᵉʳ février 1860.

Monsieur,

Depuis bien longtemps j'ai été vingt fois sur le point de signaler les énormes abus relatifs à la constatation des décès en France. J'ai toujours hésité, mais je ne puis cependant résister au besoin d'accomplir un devoir que ma conscience m'impose. Il faut, en effet, faire cesser des usages et des pratiques qui peuvent avoir les conséquences les plus funestes, surtout à la suite de cet état qui constitue *la mort apparente*, où la vie est refoulée dans les organes les plus profonds. L'individu alors ne sent plus, ne se meut plus volontairement, n'aperçoit plus les objets qui l'entourent ; il ne réagit plus sur les impressions extérieures. Qui d'ailleurs oserait soutenir que ces usages, ces coutumes, que je vais signaler à votre attention, n'ont pas laissé passer inaperçues des traces de violence criminelle, qui ainsi ont échappé à la juste sévérité de la loi ?

L'empressement avec lequel vous saisissez, monsieur le rédacteur, les occasions de protéger les intérêts de tous, est pour moi un sûr garant de l'intérêt que vous voudrez bien prendre aux observations pratiques que j'ai l'honneur de vous adresser, et m'assure, qu'en con-

1860

sidération des graves intérêts de la société, dont je viens prendre la défense, je serai assez heureux pour obtenir de vous une indulgente attention.

Vous saurez donc, Monsieur, que dans la plupart des villes de France, la *constatation des décès* se fait de la façon la plus légère, avec un sans façon et une irrégularité qui font frissonner quand on songe aux malheureuses conséquences qui peuvent en être la suite.

Dans toutes les villes de France, il y a un médecin *vérificateur des décès* payé par la ville, mais qui n'en vérifie que fort peu. En effet, dans chaque mairie on donne à chaque médecin, exerçant dans la ville, des bulletins semblables au suivant (1), et alors *chaque médecin va constater lui-même* le décès de ceux de ses clients qu'il a perdus.

Vous remarquerez, Monsieur le rédacteur, que l'autorité judiciaire ne trouve, dans ce mode de procéder, aucune des garanties qu'elle a le droit d'exiger.

L'article 77 du code civil dit que l'autorisation d'inhumer sera donnée *sans frais*. Pour mon compte, je ne vois pas pourquoi, constatant le décès d'un de mes clients, je le ferais gratuitement, lorsque le médecin rétribué par la ville, pour cet examen, s'abstient de remplir des fonctions dont je m'acquitte pour lui.

De cette façon d'agir, Monsieur, il est résulté une sorte de laisser aller que vous ne croiriez ni ne comprendriez, si je ne vous *l'affirmais*. Peu à peu un grand nombre de médecins finissent par s'abstenir d'aller *eux-mêmes* constater les décès, s'en rapportant à cette simple déclaration, qu'un de leurs malades vient de mourir, et délivrent ainsi, sans avoir examiné le moins du monde

---

(1) VILLE.

Je soussigné, (*nom, prénoms*)
docteur
certifie que (*nom, prénoms*)
âgé de   , demeurant en cette ville, rue
n°   est décédé le

En foi de quoi j'ai délivré le présent pour servir et valoir ce que de droit.

le 186 .

NOTA. Indiquer la maladie. Dans le cas où des indices de mort violente seraient reconnus, les indiquer soigneusement.

le décédé, un bulletin avec lequel les parents ou amis se présentent à la mairie et aux pompes funèbres. C'est ainsi qu'on *constate* la mort d'un individu *que l'on n'a pas visité*, même superficiellement ! Cette conduite est tellement en opposition avec toutes les recommandations expresses de la loi qu'il m'est impossible de la passer sous silence. L'intérêt et la sécurité des familles ont, à cet égard, constamment préoccupé l'administration, qui a cru ne pouvoir entourer de trop de précautions le lit de tout homme réputé décédé, et dont le décès peut quelquefois n'être *qu'apparent*; elle a voulu qu'on ne pût rendre le corps à la terre qu'après la *certitude*, absolument acquise, de la mort. Comment un médecin qui délivre un certificat de décès, *sans se transporter auprès du décédé*, peut-il avoir cette *certitude*? Enfin ce laisser-aller va si loin, que dans certaines localités, il m'a été rapporté qu'on trouve chez des médecins, des bulletins de décès signés *d'avance*, et que délivrent les personnes de la maison sur la demande du premier venu qui les remplit. Ce fait peut être constaté par la non-identité de la signature du bulletin et des mots remplissant le billet.

Si le médecin ne constate pas lui-même le décès, comment pourra-t-il appliquer l'arrêté du 13 octobre 1800, du comte Frochot, alors préfet de la Seine, et dans lequel il est dit que les maires feront choix d'un officier de santé pour constater les décès dont la déclaration aura été faite à la mairie; que si l'officier de santé juge le décès *certain*, il sera, sur son rapport, dressé acte par l'officier public, de la déclaration du décès; que, si le décès n'est *pas jugé certain*, l'officier public ordonnera de surseoir à l'ensevelissement jusqu'à certitude complète.

Il résulte de ces fâcheuses habitudes que souvent les parents des malades décédés viennent chez le médecin, lui disant : M. X..... est mort, je viens chercher un bulletin de décès. Quand le médecin leur répond qu'il faut qu'il se transporte sur les lieux, beaucoup adressent des récriminations, même des injures disant que *tels* médecins donnent bien plus facilement des bulletins de décès pour aller à la mairie. Puis alors ils exigent du médecin d'aller *immédiatement* constater le décès de leur parent, ignorant que par sa circulaire du 23 juillet 1844, M. de Rambuteau, alors préfet de la Seine, enjoint aux médecins vérificateurs de ne se présenter à la maison mortuaire que *pas assez tôt* pour que les signes de la mort ne soient *suffisamment manifestés*.

On sait qu'un arrêté du 21 vendémiaire, an XI, dit que le corps doit être laissé dans le lit et qu'on doit découvrir le visage. Le médecin doit trouver le corps dans l'attitude dans laquelle le malade a rendu le dernier soupir. Le corps doit rester dans toutes les conditions de chaleur et d'air susceptibles de faciliter le retour à la vie.

L'arrêté du 13 octobre 1800, de M. le comte Frochot, préfet de la Seine, défend expressément, avant la constatation du décès, de *couvrir* ou *d'envelopper* le visage, de l'exposer à un air froid, et de transporter le cadavre sur un autre lit que celui où la mort s'en est emparé.

Un autre arrêté de M. de Rambuteau du 25 janvier 1841, dit expressément que *l'ensevelissement*, *le moulage*, *l'embaumement* et la *mise en bière* ne doivent être exécutés *qu'après* 24 heures, *à dater* de la constatation du décès.

Telles sont les préoccupations qui ont dominé les hommes qui se sont occupés, au point de vue médico-légal, de la constatation des décès. Il est fâcheux que les précautions qui en doivent découler ne soient prises que fort rarement. Ainsi, si je vous retraçais ce que j'ai vu depuis 18 ans à Orléans, vous seriez convaincu de l'opportunité de cette lettre.

En effet, lorsque j'arrive pour constater un décès, jamais je ne trouve le corps du défunt dans l'attitude qu'il avait, en rendant le dernier soupir. A peine est-il mort que les gardes s'en emparent, l'ensevelissent, le *cousent* immédiatement, le cœur battant encore, attendu, disent-elles que si l'on n'agissait pas ainsi le cadavre *serait raide* et que pour *bien ensevelir* il faut qu'il soit encore *chaud*.

Si encore on en restait toujours là, le moindre mouvement, le plus petit soupir n'échapperait peut-être pas aux assistants ; mais quelquefois non contents d'avoir ainsi enseveli le cadavre, de l'avoir cousu, on le met dans la bière. Vous dirai-je qu'une fois, Monsieur, arrivant pour *constater* le décès d'un capitaine, je le trouvai exposé, à la porte, dans la bière, et entouré de tout le luxe des pompes funèbres, avant que ma constatation de décès fût présentée à la mairie.

On ne peut s'empêcher d'éprouver une sorte de frémissement quand on se reporte, par la pensée, à toutes les angoisses qui peuvent résulter de l'oubli des soins que réclame, en pareil cas, la sécurité publique, et si l'on se représente les conséquences des inhumations *précipitées*, et du peu d'attention que l'on apporte à constater le décès lorsque la mort peut n'être *qu'apparente*.

Cette préoccupation, Monsieur, ne m'est point personnelle. On lisait, il y a peu de temps, dans la *Presse* : « Beaucoup de personnes, « tenues pour mortes, sont sorties de leurs suaires, de leurs cer-

» cueils, et même de leurs tombeaux. » A la même époque, M. le docteur Londe, membre de l'Académie Impériale de médecine de Paris écrivait :

« J'ai été à l'occasion d'inhumations précipitées , confident de
» craintes curieuses; et ceux qu'elles obsédaient ont exigé de moi
» maintes promesses qui témoignent de la frayeur la plus naïve
» de se réveiller dans la bière et de tout ce que la prévoyance peut
» imaginer pour se soustraire à cette terrible éventualité. Celui-
» ci veut qu'avant d'être renfermé dans le funèbre linceul, il lui soit
» pratiqué l'incision et même l'ablation de telle partie du corps;
» comme si le chloroforme ne rendait pas cette épreuve illusoire;
» celui-là, plus timide et plus réservé dans sa prévoyance, veut que
» son corps soit conservé jusqu'à ce qu'en soient évidents les pre-
» miers signes de la putréfaction! Une femme, jeune et charmante,
» n'a même pas reculé devant la demande que, dans tout autre but à
» la vérité, me fit Gall, il y a 25 ans, celle de lui couper la tête!! »

Est-il vrai que des individus aient été enterrés vivants, ou, comme le dit le docteur Londe, *aient été enterrés, quoique susceptibles d'être rappelés à la vie?* C'est là un fait incontestable.

Le 13 juillet 1829, vers deux heures après-midi, près le pont des Arts, on retire de l'eau, à l'aide d'un croc, un corps qui paraît sans vie. C'est un jeune homme de 20 ans, brun et fort; il est froid, dé-coloré: sa figure et ses lèvres sont bouffies, bleuâtres ; une mousse jaune et filante découle de la bouche, les yeux sont ouverts, fixes, immobiles, les membres flasques et pendants. On ne sent aucun bat-tement de cœur, aucune nuance de respiration. La submersion date d'un temps assez long, puisque la seule recherche du corps, en pré-sence de M. le docteur Bourgeois, a duré 20 minutes ; Ce médecin n'en croit pas moins devoir s'exposer à la dérision des assistants, en procédant aux tentatives de la résurrection de ce qui n'est plus, pour eux, qu'un cadavre. Au bout de quelques heures, cependant, grâce à la persévérante opiniâtreté du médecin, qui, quoique fort et robuste, se trouve tellement accablé de fatigue que, vingt fois, il est sur le point de se décourager et d'abandonner le noyé, ce malheureux re-vient à la vie.

Que fût-il devenu si , au lieu de rester, comme le fit l'opiniâtre médecin, courbé sur ce corps inanimé, la bouche collée sur ses lè-vres glacées, l'œil fixe et *l'oreille attentive*, pour saisir un premier mouvement, un premier bruissement du cœur, les assistants eussent

abandonné le noyé après une demi-heure de soins, comme on le fait
si souvent? Ce qui serait arrivé?...... Le malheureux eût été enterré,
quoique pouvant être rendu à la vie !

A cette première observation, Bourgeois, dans le même recueil
(*archives de médecine*), en ajoute un certain nombre d'autres, dans
lesquelles les individus submergés, et restés sous l'eau, jusque pendant six HEURES, ont été, par lui, rappelés à la vie, après des soins
qu'une aussi forte conviction que la sienne, était seule capable de
porter à administrer.

Ces faits de submersion établissent déjà, je crois, ce point incontestable, *qu'on enterre chaque jour, des individus, qu'avec plus de per-
sévérance, on rendrait à la vie.*

D'après des principes établis dans un travail très-remarquable de
M. le docteur Bouchut, la respiration et conséquemment la circulation ont dû persévérer pendant tout le temps de la submersion chez
ces individus submergés pendant six heures, puisqu'ils ont sur-
vécu.

A l'extrémité d'un grand magasin d'épiceries a été ménagé, sur un
sol bas et humide, un réduit étroit, mal aéré, où couche un garçon
préposé à la vente de la nuit, et qui ouvre habituellement le magasin
dès 4 heures du matin. Le 16 janvier 1825, des coups redoublés re-
tentissent à la porte de l'épicier. Celui-ci, n'entendant aucun mouvement dans sa boutique, se lève précipitamment, accusant la paresse
de son garçon, se rend, pour l'admonester, dans le réduit où il couche. Il le trouve, dans le lit, sans mouvement, sans connaissance,
privé de tout sentiment. L'idée d'une mort subite le saisit d'effroi. Il
envoie en toute hâte chercher un médecin. L'homme de l'art soup-
çonne qu'il s'agit d'une asphyxie par méphitisme. Ses soupçons sont
confirmés par l'aspect d'une veilleuse, éteinte sur place, bien qu'a-
bondamment fournie encore de tous ses ingrédiens, et d'une poêle de
fer, dans laquelle on reconnaît des vestiges de braise, en partie in-
cinérée. Il fait d'abord, malgré l'intensité du froid, transporter le
sujet au milieu de la cour et le fait maintenir sur une chaise, dans la
position la plus verticale possible. Celui-ci a toujours les membres
flasques et pendants, les pupilles immobiles, il n'offre *aucune nuance
de respiration, de battements de cœur ou d'artères,* il est insensible et
présente tous les caractères de la mort. Les soins les plus rationnels
sont longtemps administrés sans aucun résultat. Enfin, vers 3 heures
de l'après-midi, c'est à dire après onze heures de soins continués sans
relâche, *on entend un bruissement sourd dans la région du cœur* et
quelques heures après le malade r'ouvre les yeux, reprend connais-

sance, et peut s'entretenir avec les assistants, qu'avait attirés le bruit de cette miraculeuse résurrection.

Cette observation ne met-elle pas hors de doute que beaucoup de malades asphyxiés par méphitisme, pour ne pas dire la plupart, sont journellement enterrés, quoique pouvant être rendus à la vie ?

Un des généraux de l'ex-Empire, racontait un soir, chez Mme la baronne R..., qu'atteint par un boulet, dans la mémorable campagne de Russie, il avait été renversé sans connaissance. On le croit mort. On l'enterre, c'est-à-dire on le recouvre de neige et avis de cette mort est donné à l'Empereur.

Sur ces entrefaites, arrive près du lieu où a été frappé le général, un de ses aides-de-camp qui veut, ou l'embrasser une dernière fois, ou lui donner une sépulture convenable. Le général est dégagé de son linceul de neige ; placé par l'aide-de-camp dans la voiture d'une vivandière, il revient à la vie. La nouvelle de cette résurrection est incontinent donnée à l'Empereur. Accueillie avec incrédulité par le vice-roi (le prince Eugène) qui affirme avoir vu lui même le général mort, elle a néanmoins pour résultat de faire accorder à ce dernier un parlementaire à l'aide duquel il se rend en lieu sûr ; et ce général, qu'on pourrait désigner en disant de lui qu'il joignait à la bravoure de ses compagnons d'armes une remarquable beauté physique, est le comte d'Ornano qui occupe encore aujourd'hui le poste éminent de commandant de l'hôtel des Invalides (1).

Ce fait ne laisse aucun doute sur la possibilité d'être, après la syncope qui suit une commotion nerveuse, inhumé, bien qu'on puisse être rappelé à la vie.

Voilà donc déjà deux classes d'accidents : les *asphyxies*, qu'elles aient lieu par submersion ou par l'action de gaz irrespirables ; 2° la *syncope*, qu'elle soit déterminée par une commotion ou une perte de sang, qui peuvent produire tous les phénomènes de la *mort apparente*.

J'arrive à une maladie dans laquelle il y a, non constamment suppression subite, mais constamment épuisement de l'innervation : le choléra. Dans les premiers temps d'une épidémie de choléra, les malades meurent vite, quelques-uns même avant d'éprouver aucune

---

(1) Par une singulière fatalité, le même général, longtemps après cet événement, et à la suite d'une syncope, résultat d'une blessure, a encore été tenu pour mort.

évacuation. Dans cette maladie, pour qui n'a pas d'idée préconçue, le système nerveux est le premier frappé. C'est consécutivement à cette atteinte, que le cœur, devenu impuissant, ralentit son action, que le sang cesse de subir complètement la transformation qui lui donne ses qualités vivifiantes, que surviennent enfin la coloration noire, le refroidissement, l'asphyxie.

Veuillez excuser ce préambule, et je continue:

Vers le mois d'octobre 1831, rédigeant un rapport sur une mission qui lui avait été confiée par le gouvernement, sous le ministère de M. le comte d'Argout, M. le docteur Londe en était à ce passage:

« Des cholériques, portés dans des salles consacrées aux morts, et » réputés tels, ont, dit-on, remué un ou plusieurs de leurs mem- » bres. » M. le docteur Londe en était à ce passage, lorsqu'une cer- taine hésitation le prit et lui fit ajouter: « Je ne sais jusqu'à quel » point il est permis de donner le nom de *cadavre* à un individu qui » remue encore, et dont les mouvements ne sont pas dus à de sim- » ples rétractions de muscles, comme chez les suppliciés par la guil- » lotine, ou à l'irritabilité musculaire, comme chez les morts soumis » à l'action galvanique; pour moi, un corps qui remue n'est pas un » cadavre; et même lorsqu'il ne remue plus, je n'ai la certitude qu'il » est cadavre, que lorsque tous les signes de mort réelle sont mani- » festes. »

Depuis la lecture d'un feuilleton de M. Victor Meunier, j'ai jeté les yeux sur le rapport d'un médecin, envoyé en Pologne, M. Trachez, alors chirurgien de l'hôpital de Strasbourg, dont le savoir égale la vé- racité: M. Trachez a vu, dit-il, tandis qu'il ouvrait un cadavre dans la salle des morts, à l'hôpital de Bagatelle (Varsovie), un autre cadavre, celui d'une femme de 50 ans, MORTE en deux jours, ayant encore les yeux clairs, très-vifs, les articulations très souples, mais ayant toute la surface du corps très-froide, et qui présenta les phénomènes sui- vants: cette femme était couchée sur le dos, sur le carreau de l'am- phithéâtre, les deux talons placés à quelques pouces l'un de l'autre, et la pointe des pieds dirigée en dehors. La pointe du pied gauche se porta très-visiblement en dedans, et reprit de suite sa position; et ce mouvement se renouvela dix à douze fois dans l'intervalle d'une heure. Ensuite, le pied droit participa au même mouvement, mais très-faiblement; puis le gros orteil gauche exécuta visiblement et alternativement des mouvements de flexion et d'extension.

M. Trachez fit appeler M. Scarle, médecin anglais, chargé du service de Bagatelle, pour fixer son attention sur ce phénomène. M. Searle *l'avait souvent remarqué*, dit-il.... La femme n'en fut pas moins laissée à l'amphithéâtre, et de là portée en terre! M. Kœlher et plusieurs autres médecins ont affirmé à M. Trachez avoir fait *des observations semblables*. Après de tels faits, ajoute M. Trachez, *il est permis de penser qu'on a pu enterrer beaucoup de cholériques vivants.*

Cet extrait, loin de faire regretter les réflexions ajoutées à la mention de cette croyance *que les cadavres des cholériques exécutent des mouvements*, tend au contraire à faire supposer, avec M. Trachez, que beaucoup de cholériques ont été enterrés sans être atteints de mort réelle. Voici du reste un fait qui ne permet plus de doute à cet égard et qui a été communiqué par M. le docteur Veyrat, médecin de l'établissement des bains d'Aix, en Savoie. Ce médecin est appelé à la Roche (département de l'Yonne) près d'un malade, Thérèse X, qui vient de perdre du choléra, dont elle est elle-même frappée, tous les membres de sa famille. Thérèse est dans un véritable état d'asphyxie. M. Veyrat ouvre la veine: point de sang. Il applique des sangsues: celles-ci piquent et tombent inanimées: il couvre le corps des plus irritants topiques, sans constater, il est vrai, l'effet local produit, et va prendre du repos en recommandant aux assistants de le faire avertir si, contre son attente, la malade vient à donner quelques signes de vie. La nuit et le jour se passent sans avertissement. On s'occupe des préparatifs de l'inhumation. Alors on s'aperçoit que du sang coule des piqûres des sangsues. M. Veyrat est averti. Il entre chez la malade à l'instant où la bière y est apportée, jetée sur le plancher et où l'ensevelisseuse va procéder à ses funèbres fonctions. Tout à coup on entend une sorte de bruissement dans la poitrine de Thérèse; elle ouvre les yeux, et d'une voix qui glace les assistants : « Que venez-vous faire ici? dit-elle à l'ensevelisseuse quelle reconnaît, je ne suis pas encore morte; allez-vous en. » M. Veyrat s'empresse de donner des soins convenables à la malade, qui se rétablit et ne conserve de l'état de mort apparente dans lequel elle s'est trouvée, qu'une surdité qui dure environ deux mois.

Ces faits relatifs au choléra, mettent hors de doute qu'on a pu enterrer et qu'on a en réalité enterré beaucoup d'individus *qui eussent pu être rendus à la vie.*

Le froid intense, coïncidant avec les privations et la fatigue, peut produire tous les phénomènes de la mort apparente, phénomènes susceptibles de prolonger leur durée pendant plusieurs jours, sans entraîner la mort réelle, et exposer conséquemment encore à être enterré, quoique l'on puisse être rappelé à la vie.

Suivant M. Dufour, (thèse de 1810), cité par le savant académicien Guérard, 20 prisonniers autrichiens, en l'an X, sont perdus, pendant 26 heures, dans les neiges du Mont-Cenis. On les retrouve ne donnant aucun signe de vie. Traités convenablement ils ne tardent pas à être rendus à la santé.

Reeve mentionne le cas d'une femme qui, au retour du marché, est assaillie par un tourbillon de neige et *y reste huit jours à six pieds de profondeur environ*. Elle succombe quelques semaines après, à une gangrène, résultat probable de soins irrationnels.

M. Raige Delorme (dict. de méd.) tire des faits énoncés ci-dessus cette conclusion : que *l'absence de la respiration, de la circulation*, le refroidissement, la perte du sentiment, celle des facultés intellectuelles, la face cadavéreuse peuvent se rencontrer sans qu'il y ait mort réelle.

Pour rendre plus saisissable la possibilité où l'on est, malgré toutes les précautions indiquées et prises par la loi, de commettre une erreur, je terminerai par citer un fait emprunté à un ouvrage que vient de publier le docteur Maximilien Kauffmann *sur les enterrements précipités* :

M. Hildebrand était un des plus riches habitants de la Suède ; il possédait dans ce pays les forges de Bystadt. Dans le voisinage de sa demeure se trouvait l'église avec l'habitation du bedeau.

En rentrant un soir chez lui, ce dernier entendit sortir de l'église des gémissements et des lamentations qui semblaient venir de dessous terre. Rendu peureux dès sa jeunesse par les préjugés de son éducation, le bedeau ne put réfléchir avec calme sur l'origine naturelle de ces sons. Perdant la tête, il courut communiquer cette nouvelle aux habitants de son logis. Ces derniers, un peu plus courageux que lui, osèrent, d'un pas prudent, s'avancer vers le lieu d'où partaient les cris, et ils purent entendre ces mots proférés d'une voix faible : « Dieu ! Pitié ! Pitié ! »

Prenant cette voix pour celle d'une âme errante qui venait se rappeler au souvenir des vivants, ils se sauvèrent à toutes jambes, pour ne pas être témoins de la scène effrayante qu'ils redoutaient. Ils rentrèrent chez eux couverts de sueur, se hâtèrent de se mettre au lit et de se blottir sous leurs couvertures, où ils ne manquèrent pas de rêver diables et fantômes, sans se douter que leur stupide superstition les rendait eux-mêmes aussi cruels que les mauvais génies.

En effet, le lendemain matin, le bedeau, en entrant dans l'église, fut témoin d'un spectacle affreux : une femme, morte en couches, nageait dans son sang, tenant un enfant mort serré entre ses bras.

Voici ce qui s'était passé.

La fille de M. Hildebrand, mariée au baron d'Armfeld, avait désiré faire ses couches à la maison de campagne de son père, près de Bystadt; mais elle y succomba épuisée de fatigue avant que l'accouchement ne fût terminé. Cependant la mort n'était qu'apparente, et l'état de cette infortunée n'était qu'une syncope continue avec privation absolue du sentiment. La croyant morte, on l'avait déposée dans le caveau de famille près du maître-autel. Mais pendant la nuit, avec le retour de la sensibilité et de la conscience, étaient aussi revenues les douleurs de la parturition. Elle accoucha d'un enfant dans le cercueil, et la malheureuse mère n'avait personne près d'elle pour la secourir. Dans son désespoir, elle avait eu la force de repousser le couvercle de la bière; mais malgré ses cris, elle resta, ainsi que son enfant, dans le plus cruel abandon. Le bedeau avait entendu ses plaintes; mais, comme nous l'avons dit, lui et les siens s'étaient enfuis épouvantés, et la malheureuse mère n'avait trouvé que dans la mort le terme de ses souffrances.

Le fait suivant a été observé par Rigaudeaux, célèbre médecin-accoucheur du dernier siècle.

Vers cinq heures du matin, Rigaudeaux est appelé pour accoucher une femme aux environs de Douai. Il ne peut s'y rendre qu'à huit heures et demie. On lui apprend à son arrivée que l'accouchée est morte depuis deux heures. La veille, vers les quatre heures, cette femme avait commencé à sentir les douleurs de l'enfantement. Pendant la nuit, la violence des douleurs lui avait causé des faiblesses et des convulsions, et à six heures du matin, un état spasmodique des plus violents avait anéanti ce qui restait de forces à cette malheureuse. On avait cherché dans le voisinage un chirurgien pour pratiquer l'opération césarienne, mais n'en ayant pas trouvé, on avait dû renoncer à ce moyen. Quand Rigaudeaux se présenta, la femme était déjà ensevelie. Il demanda pourtant à la voir. Rigaudeaux lui tâte le pouls au bras, au-dessous des clavicules; il palpe le cœur sans sentir de battements. Il présente un miroir à la bouche, la glace n'est pas ternie. Un heureux pressentiment l'engage à porter la main dans la matrice; la poche des eaux n'était pas percée; il la déchire et sent la tête de l'enfant dans une bonne position. Il introduit le doigt dans la bouche de l'enfant, qui ne donne pas signe de vie; il va chercher les pieds et termine l'accouchement. Rigaudeaux confie le nouveau-né à des femmes, qui s'empressent de le réchauffer et de le frotter avec du vin chaud. Après trois heures de soins assidus sans résultat, on allait l'abandonner lorsque l'une des personnes présentes s'écrie qu'elle a vu l'enfant ouvrir la bouche. On redouble d'efforts, et, peu de temps après, l'enfant jette des cris aussi forts que s'il fût né heureusement.

Encouragé par un résultat si heureux. Rigaudeaux vent de nouveau visiter la mère, que l'on avait ensevelie. On ôte une seconde fois l'appareil funèbre; il la croit morte comme auparavant: il est surpris néanmoins qu'après 7 heures de mort les membres conservent encore leur souplesse. Rigaudeaux repart pour Douai, mais en recommandant de ne procéder à l'inhumation que lorsque les membres de la morte auraient acquis une raideur bien prononcée. Il prescrit aussi de lui frapper de temps en temps le creux des mains, de lui frotter le nez, les yeux, le visage avec du vinaigre, et de la tenir dans son lit. Deux heures de soins ressuscitèrent cette femme, si bien que, le 10 août 1748, la mère et l'enfant étaient tous deux en vie. Toutefois la mère resta paralytique, sourde et presque muette.

La Gazette hebdomadaire de médecine a rapporté, il y a deux ans, un autre exemple, que je vais résumer, d'accouchement pendant la mort apparente :

Le 1er avril 1854, à quatre heures de l'après-midi, on déposa dans la maison mortuaire de Wurtzbourg le cadavre d'une femme âgée de 45 ans. Cette femme était devenue enceinte dans le courant de novembre 1853, et avait déjà perçu les mouvements du fœtus. Elle avait succombé à un accès de suffocation, le 31 mars 1854, à 4 heures du matin, à la suite d'une affection inflammatoire de la poitrine. Le décès avait été légalement constaté. Depuis la mort, jusqu'au moment de la translation à la maison mortuaire, le corps était resté dans une chambre chauffée, couvert d'un drap de lit.

Le 2 avril au matin, quelques heures avant l'inhumation, les deux fossoyeurs, au moment d'accomplir leur funèbre office, regardèrent le cadavre, et quel fut leur étonnement, lorsqu'ils virent sur la planche inférieure du cercueil, couché entre les cuisses du cadavre, un fœtus du sexe féminin, dont les bras étaient étendus et qui tenait encore à la mère par le cordon.

Le docteur Meyer fut alors appelé ; il ne pût constater aucun signe de décomposition putride dans le corps de la personne qui allait être inhumée. Il fut donc sursis à l'enterrement. Toutefois dans l'après-midi du même jour, des signes de putréfaction s'étant révélés, qui annonçaient la mort d'une manière positive. on fit l'autopsie du corps.

D'après l'inspection cadavérique et l'autopsie, la mort ne pouvait remonter, selon le docteur Meyer, à 59 heures; elle paraissait, au contraire, avoir eu lieu bien plus tard. Pendant son accouchement ou plutôt son avortement à la maison mortuaire de Wurtzbourg, cette femme n'était donc pas morte ; elle se trouvait seulement dans un état de syncope ou de mort apparente. Les membranes se rompirent sans doute pendant les derniers accès de suffocation. L'enfant n'avait pas respiré, mais, d'après sa position, il avait dû exécuter quelques mouvements.

Un fait curieux se passa le 7 août 1857 à la Morgue, à Paris. Vers midi, un monsieur très bien vêtu traversait la passerelle qui remplaçait le pont St-Michel, qu'on démolissait alors, lorsque tout-à-coup on l'entendit prononcer ces mots : « Ah ! mon Dieu ! » Puis on le vit chanceler, tomber et rester inanimé. Des passants s'empressèrent de le relever et de le transporter dans la boutique de M. Alexandre Dumas......, le liquoriste. Des soins lui furent prodigués, on lui fit respirer des sels, mais il ne donna pas signe de vie ; un médecin qui se trouvait dans la foule rassemblée par cet événement, s'approcha, palpa le corps et se retira en disant : « il est mort d'apoplexie ! » Le cadavre fut transporté aussitôt à la Morgue. On l'examina de nouveau : il était froid et présentait toutes les apparences de la cessation de la vie occasionnée par une congestion cérébrale.

Une recherche opérée dans ses vêtements n'ayant fait découvrir aucun papier, et l'identité de cet individu étant inconnue, les employés le déshabillèrent, et, pour l'exposer aux regards du public, afin d'amener sa reconnaissance par sa famille, ils le placèrent sur une des dalles destinées à cette exposition. Les employés, leur besogne terminée, allaient se retirer pour ouvrir les portes de l'établissement au nombreux public stationnant au dehors, lorsque l'un dit à l'autre : « Tiens, il me semble que le mort vient de remuer un œil. »

Et, en effet, ils virent l'œil droit grand ouvert et plein d'une vivante expression ; puis tout-à-coup il se ferma : l'œil gauche s'ouvrit à son tour. Plusieurs fois les deux yeux s'ouvrirent et se refermèrent alternativement ; ils restèrent enfin tout à fait ouverts, et leur expression suppliante semblait dire : Je suis vivant !.... Un des employés se tenait penché sur le corps, cherchant à s'assurer si les voies respiratoires fonctionnaient ; subitement, le bras droit du cadavre se lève, se détend, se recourbe, entoure le bras de l'employé et le tient ainsi serré si fortement, que c'est avec peine qu'il parvint à se dégager.

Plus de doute, cet homme vivait encore : aussitôt on l'enlève, on le transporte dans la salle, on le frictionne, et, en quelques minutes, ses membres perdent leur raideur, reprennent leurs fonctions, la voix revient au moribond, il parle et fait connaître qu'il est sujet à des accès de stupeur cataleptique pendant lesquels il a conscience de ce qui se passe autour de lui. On sait que cette affection imprime au système musculaire une raideur comme tétanique, donnant au sujet qui en est atteint toutes les apparences d'un mort.

Quelques instants après, le ressuscité sortait très-bien portant de la Morgue et montait dans une voiture de place pour se soustraire à la curiosité de la foule, avide de le contempler.

En vous faisant connaître le peu d'attention que l'on apporte à constater les décès, la légèreté avec laquelle on s'occupe de l'état dans lequel se trouve le décédé, et le prompt ensevelissement des corps, il fallait vous citer des faits qui prouvassent d'une manière authentique que, dans quelques circonstances, la vie se prolonge avec tous les caractères de la *mort apparente*. Ces deux extrêmes lu possible : la rapidité de l'inhumation et la mort apparente, vous donneront la mesure des erreurs qui peuvent être commises.

J'ai pensé, Monsieur le rédacteur, qu'il pouvait être utile à tous de vous signaler combien il serait important de se rapprocher autant que possible de l'exécution de la loi par de sages mesures qui auraient pour résultat :

1° De nommer dans chaque ville un ou plusieurs vérificateurs des décès. Par cette mesure les médecins ne seront plus juges et parties dans la constatation des décès de leurs malades.

2° De défendre expressément aux médecins vérificateurs de délivrer aucun bulletin de décès sans s'être personnellement transportés sur les lieux pour pouvoir affirmer *de visu* que l'individu est décédé.

3° De faire remarquer que le médecin vérificateur doit se présenter à la maison mortuaire *pas assez tôt* pour que les signes de la mort ne soient pas *suffisamment* manifestés. Engager alors les parents à ne point exiger des médecins qu'ils aillent constater le décès *immédiatement* après que le malade a rendu le dernier soupir.

4° De recommander aux médecins de ne pas se contenter de découvrir le visage du décédé ; mais de l'examiner avec la plus scrupuleuse attention, afin de constater si la mort ne serait pas la conséquence de violences criminelles.

5° De défendre aux gardes et aux personnes qui assistent le corps, d'y toucher, de le laver, de le transporter sur un autre lit, de l'ensevelir, de couvrir sa figure, de la mouler et d'embaumer avant que le médecin soit venu pour examiner le corps et constater le décès.

6° De défendre de procéder à l'ensevelissement, au moulage, à l'embaumement avant 24 heures *après* la constatation du décès par le médecin.

7° D'interdire aux pompes funèbres de procéder à la mise en bière avant les 24 heures qui suivent la constatation du décès.

Tels sont, Monsieur, les faits que j'ai cru devoir vous faire connaître. Si vous les publiez, peut-être exciterai-je quelque mécontentement chez des individus qui tiennent aux vieilles coutumes ou qui ne peuvent se soustraire à l'influence de certains préjugés ; mais l'importance du sujet m'excusera, je l'espère.

J'ai l'honneur d'être, M. le rédacteur en chef, avec la considération la plus distinguée.

Votre bien dévoué serviteur,

Le Dr HALMAGRAND.

(Extrait de l'Orléanais du 5 février 1860.)

Orléans, imprimerie Ve Pellisson-Niel, rue d'Escures, 5.